www.ingramcontent.com/pod-product-compliance
Lightning Source LLC
Chambersburg PA
CBHW030905180526
45163CB00004B/1714
9781072160052